AF602543

RÉFLEXIONS

SUR L'ÉTAT

DU GENRE HUMAIN.

RÉFLEXIONS

SUR L'ÉTAT

DU GENRE HUMAIN.

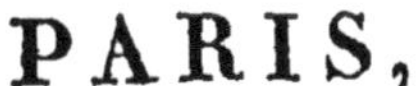

BIBLIOTHÈQUE IMPÉRIALE

PARIS,
CHEZ ARTHUS-BERTRAND,
Libraire, rue Haute-Feuille, N°. 23, acquéreur
du Fonds de M. Buisson.

1810.

RÉFLEXIONS
SUR L'ÉTAT
DU GENRE HUMAIN.

CE titre n'annonce pas un sujet nouveau ; mais si la faveur n'accueille pas cet écrit, le défaut d'idées neuves n'en sera pas la cause : c'est ce dont on sera bientôt convaincu.

Sous quelque forme qu'on ait traité de l'Etat du Genre Humain, plusieurs Penseurs ont assuré que la Condition Humaine n'en comporte pas de plus parfait. D'Autres ont soutenu qu'il n'y avoit jamais eu d'ordre satisfaisant dans ce Monde. L'Espèce dont le sentiment ne se fixe pas sur les abstractions, se contente d'exister par habitude. Pourquoi craindrois-je de le dire? Il semble que dans cette dernière classe se confinent et s'absorbent d'eux-mêmes tous ces Hommes, qui réunissent aux dons d'une intelligence naturelle et cultivée le mérite de mœurs pures et sévères. Hélas! dans nos habitudes les plus obscures, comme dans les matières les plus relevées, le changement n'a pas toujours produit le bien; cela est vrai; mais doit-on pour cela comprimer toute énergie, étouffer toute innovation? Les pertes ne se réparent pas en formant des regrets stériles. Rien ne se perfectionne en végétant dans un engourdissement léthargique. Les plus timides conviendront que les changemens n'ont pas toujours été funestes. Je ne puiserai pas dans quelques exemples notables une confiance téméraire. Je ne veux que rassurer ce Tiers-Ordre si nombreux et si respectable des Consciences timorées, et me ménager sa bienveillance.

Quoi qu'il en soit des Opinions Philosophiques en spéculation, dans la Réalité peu d'Hommes sont contens de leur sort particulier. Depuis long-temps il n'en a peut-être pas existé qui fussent satisfaits de l'Etat de la Société ou du Genre Humain.

Je ne cherche point à m'affliger par la contemplation oiseuse d'une vérité si triste. Je voudrois adoucir les rigueurs de l'Etat individuel de Chacun, augmenter pour Chacun la somme des jouissances, par des moyens qui intéressent tous les individus répandus sur la surface du Globe, sans que jamais les Gouvernemens puissent concevoir le moindre ombrage du changement que mes idées tendroient à introduire dans quelques habitudes essentielles et journalières de la vie.

Mais le simple système reçu de la vie individuelle et privée, abstraction faite des considérations d'Ordre Public, a bien aussi ses titres de recommandation, faits, sinon pour en imposer aveuglément, au moins pour commander toujours une sorte de respect. Ce système est antique, immémorial même, universel. Mes observations visent à en renverser une partie principale, mais je ne dois et je ne veux employer d'autres armes que celles de la persuasion, et je me demande si je pourrai jamais aborder mon sujet, sans être taxé d'audace.

Voilà, d'un côté, des sentimens qui ont souvent retenu ma plume.

D'un autre côté, suis-je donc aveuglé par les motifs qui dirigent ma main contre cette antiquité immémoriale d'un usage universel ? Je ne puis m'en avouer d'autres que le bonheur de l'Humanité. Jamais, jusqu'ici, aucune idée ne m'a ému assez vivement pour la croire digne d'être rendue publique. D'où vient qu'en ce moment je me sens entraîné par un pouvoir irrésistible à produire celle qui m'occuppe tout entier ? Il semble qu'une superfétation de bonheur me suffoqueroit, si je le concentrois en moi seul, et si je ne faisois à l'Humanité entière une immense communication de cette félicité nouvelle qui m'apparoît. Oui, je me croirois coupable envers moi et envers tous les hommes, si je gardois le silence.

C'est la raison pour laquelle cet écrit voit le jour.

D'un sentiment intime, quoique confus, résulte une espèce de proclamation presque unanime, qui semble nous avertir en vain que l'Homme n'étoit pas autrefois aussi malheureux qu'il nous le paroît aujourd'hui.

Rien ne nous est plus facile que de recouvrer l'ancien état de nos Premiers Parens.

Cette observation consolante est en moi le fruit d'une expérience personnelle, dont les Hommes versés dans l'étude de la Nature peuvent tirer un parti plus avantageux qu'il ne m'appartient. S'ils adoptent mes réflexions, il est possible qu'elles fructifient beaucoup par leurs soins et qu'elles deviennent d'une utilité universelle.

Le résultat de cette expérience est de me persuader qu'il existe des moyens simples et naturels, par lesquels ceux qui sont le plus satisfaits de leur sort pourroient l'être davantage; ceux qui paroissent avoir le moins de sujets de satisfaction se trouveroient encore heureux ; personne ne se plaindroit de l'état de la société.

Tel est mon but.

Pour le mettre entièrement à découvert, je dois entrer dans quelques développemens :

Si je disois seulement *qu'il me paroît y avoir des moyens de prolonger la durée commune de la vie humaine au delà des plus grandes longévités dont nous soyons témoins*, peut-être quelques hommes peu réfléchis s'applaudiroient-ils d'une pareille découverte. Quant à ceux qui ont médité sur les misères de la vie humaine, ils déplorent, à la vue de nos Centenaires ou de nos cadavres ambulans, le malheur qui semble s'acharner avec plus de cruauté que sur le commun des mortels, sur les Victimes d'un siècle d'existence, et ils me maudiroient à l'instant.

Rassurez-vous, mes semblables ; je ne produirois pas un nouveau genre de supplice, si la découverte s'en étoit offerte à moi, et la simple prolongation d'une existence malheureuse ne seroit pas autre chose à mes yeux.

Supposons maintenant que *les moyens existent*, non pas de guérir toutes nos maladies, mais *de les prévenir toutes*, excepté la caducité (1). Une des conséquences qui suivroient de cette découverte, seroit de reculer le terme ordi-

(1) Je n'entends parler que des maladies dont nous avons attribué la connoissance à la médecine proprement dite, et non pas de celles qui sont du domaine de la chirurgie ; car il est impossible de se prémunir contre celles-ci.

naire de la vie. Je n'évalue pas à présent l'accroissement dont seroit alors susceptible la durée de la vie humaine. Il me suffit d'annoncer que ma perspective, à cet égard, est d'une grande étendue.

Dans cette hypothèse je ne serois plus arrêté, pour publier mon invention, par la crainte de rendre un mauvais service à l'Humanité en général, parceque si la vie étoit exempte des infirmités physiques ou des maladies, je pense qu'elle auroit des charmes raisonnables pour la plupart des hommes les plus flegmatiques.

Au reste, s'il en étoit qui, sans être tourmentés par aucune maladie du corps, fussent assez moroses pour envisager avec peine la prolongation de la vie humaine, garantie des infirmités physiques, que ceux là se rassurent encore : je veux que l'Humanité entière désire comme le plus grand de tous les biens imaginables, la vie prolongée au dernier période possible. J'ose affirmer que personne ne se refuseroit à l'émission de ce vœu, *si l'on pouvoit réduire les douleurs de l'âme à celles très-peu nombreuses, suivant les décrets de l'Auteur de la Nature, qui seront toujours inséparables de la Condition Humaine.*

Cet ensemble des trois propositions est le dernier résultat des moyens que j'ai à présenter.

Ici je m'arrête un moment, pour désarmer la prévention reçue, qui ne permet pas d'attacher un grand prix à l'existence.

Il est d'une saine morale de pleurer les pères et mères qu'une mort prématurée enlève à leurs enfans en bas âge.

Ces pertes là sont presque des calamités, parcequ'une bonne éducation est le germe de la félicité publique. Un heureux préjugé dispose les pères et mères à regarder comme un honneur personnel celui de leur progéniture; c'est avec cet intérêt qu'ils surveillent l'éducation de ceux auxquels ils ont donné le jour ; et la Société ne peut pas espérer les mêmes fruits des soins qui sont donnés aux Orphelins par des Etrangers ou même par des Parens moins proches : c'est un sujet de deuil assez fréquent pour mériter quelque attention.

Des exemples assez nombreux autorisent à regretter aussi des hommes vertueux, dont une mort hâtive ne respecte pas les intentions bienfaisantes ; et dont les projets les plus louables et les plus utiles restent souvent, dans ces cas là, sans exécution.

Les dispositions à faire le bien deviendroient moins rares, à ce qu'il me semble, à mesure que l'Homme seroit moins aigri par l'infortune personnelle. En le supposant soulagé de l'excès des misères qui l'accablent, on peut donc désirer que la vie soit plus longue qu'elle ne l'est actuellement; c'est même une bonne action que d'indiquer les moyens qu'on regarde comme propres à la prolonger, et de faire part de considérations qui tendent à prouver qu'elle n'atteint pas habituellement le terme que la Nature lui avoit destiné.

Pour tout ce qui respire, la vie a des attraits qui ne sont pas équivoques. L'Homme lui-même, quelque malheureux qu'on le suppose, lorsque la vie est sur le point de lui échapper, n'est presque jamais résigné à en faire le sacrifice dans ce moment là. Près de sa fin, il voudroit presque toujours l'éloigner ; de sorte que, sans examiner si l'Homme a tort ou s'il a raison de trouver la vie trop courte, suivant la diversité des conjonctures, on peut décider qu'en général l'Existence paroît le bien le plus précieux qui ait été départi aux Etres animés par l'Auteur de la Nature.

Je ne m'attacherai pas davantage à prouver contre quelques Sophistes démoralisés, que, de toutes les Créatures, l'Homme est la plus favorisée par notre Auteur commun. Je n'en doute pas ; et d'après cela, je ne puis me défendre d'une sorte de surprise, quand je réfléchis que la Vie, ce principal objet de la jouissance et de la convoitise de tous les Etres animés, est pour l'Homme seul le principal sujet de ses chagrins, sujet presque inconnu des autres Animaux :

je veux parler ici de la douleur produite par la mort fréquente des enfans avant celle de leurs pères et mères. C'est un événement que tout le monde appelle horrible, contraire à l'ordre de la Nature ; et l'on ne cherche pas à en approfondir la cause, pour savoir si c'est cette même Nature qui se blesse spontanément d'une manière aussi douloureuse.

De plus, si je pèse le contingent dévolu à l'Homme dans ce même bien de la Vie, la portion de cet Etre chéri par excellence me paroît foible, par comparaison avec celle de plusieurs espèces d'Animaux. Sans citer ceux qui, dans la répartition de cette faveur insigne, paroissent jouir d'un privilége ou d'une préférence à la quelle je ne les crois pas appelés, il suffit que le fait ne puisse pas être contesté.

Que seroit-ce, si nous portions des regards jaloux sur les Végétaux qui vivent plus long-temps que l'Homme ?

Il est vrai que, d'après le jugement que nous en portons communément, la jouissance de cet avantage n'étant pas sentie par les Etres auxquels il appartient, on ne peut, dans cette supposition, le regarder comme un bien pour eux ; mais ceux à qui l'histoire naturelle n'est pas absolument étrangère, savent combien est peu sensible la distance qui sépare les deux Règnes, Animal et Végétal. La Sensitive et le Polype sont à peine décidément classés par les Naturalistes. La fécondation des plantes par l'approche des genres mâle et femelle, et les effets d'intimité qui résultent d'une contiguïté naturelle ou artificielle, offrent des phénomènes impénétrables à l'Observateur le plus attentif. Nous n'affirmerons pas que les Végétaux sont sensibles à l'existence, ni qu'ils sont en état d'apprécier leur richesse. Mais quoiqu'à mon avis, l'Homme ne soit jamais dans le cas d'envier le sort d'aucune Créature, des juges impartiaux pourroient éprouver de l'embarras dans la discussion des titres de prédilection de la part du Créateur, si la mesure, jointe au sentiment de la Vie, étoit seule mise dans la balance, et qu'on n'eût pas d'égard au système des Compensations.

Je ne veux pas m'engager dans de pareilles discussions, parcequ'on m'accuseroit bientôt de chercher à détourner l'attention de l'objet principal; mon intention n'est pas de l'éluder. Malheureusement, sous quelque face que je traite mon Sujet, rien n'a en quelque sorte familiarisé jusqu'à présent avec mes idées. Je crains l'anathème provoqué par la nouveauté dont elles sont empreintes; mais si elles peuvent conduire à quelque chose d'utile, on ne doit pas refuser de prêter l'oreille à des faits et à des raisons, uniquement parce-qu'on ne connoît rien qui ressemble à ceux qu'il me faut exposer.

Il faut, ou que j'étonne, ou que je ne marche pas franchement et à découvert. Les voies obliques et dissimulées me répugnent.

Il ne dépend pas de moi d'empêcher la surprise, mais je n'en offrirai pas moins l'expression entière et franche de ma pensée et de mon sentiment :

La vie humaine peut et doit être exempte de la plupart des maladies qui nous affligent : elle ne doit être communément soumise qu'à la caducité.

La durée commune de la vie peut et doit être beaucoup plus longue que celle que nous laisse présumer une expérience immémoriale.

Les moyens d'où dépendent ces innovations à notre existence matérielle et physique, doivent réduire presqu'à l'infini les peines de l'âme.

Ce système repose sur une Expérience dont je suis le Sujet, ainsi que je l'ai annoncé.

Des Inductions que je tire de cette expérience seront la matière d'une discussion isolée du fait, parceque chacune de ces parties peut avoir un degré d'intérêt particulier pour différens Lecteurs.

Je commence par le rapport de l'Expérience qui m'est personnelle, mais qui est connue d'un assez grand nombre de témoins.

RÉCIT

Purement historique d'une diète ou d'un régime extraordinaires appliqués à une maladie indéterminée assez commune et souvent désignée par le nom de Vapeurs ou de Spléen.

Affligé de cette maladie sinistre au dernier degré que je croie compatible avec l'existence, j'ai eu recours à tous les Gens de l'art, dans les lumières et dans l'amitié desquels j'espérois trouver quelque soulagement. Mes sentimens de reconnoissance ne m'empêchent pas de dire qu'aucun de ceux que j'ai consultés n'a pu se faire illusion sur le peu de succès de ses conseils et de ses soins.

Mon état m'étoit insupportable ; à quelque prix que ce fût, je résolus d'en sortir. Le sang-froid me restoit ; je désirois la guérison ardemment, et je ne me dissimulois point mon peu d'instruction dans les sciences qui auroient pu me diriger ; mais j'aimois mieux succomber à des tentatives hasardées que de rester ce que j'étois.

Les soulagemens que je cherchois me paroissoient moins dépendre de spécifiques de la pharmacie, que d'une diète, régime ou manière de vivre convenables à l'irritabilité excessive de mes nerfs.

D'essais en essais, et de retranchemens à autres, ma nourriture se trouva réduite aux fruits, aux légumes et aux chairs d'animaux reconnus pour être rafraîchissans ou émolliens, sans aucune espèce d'épices ou d'assaisonnemens. Je ne buvois de même que de l'eau pure, ou de l'eau dont la crudité eût été adoucie par une forte ébullition avec des Simples de la même nature émolliente ou rafraîchissante (1). Je prenois ma nourriture, ou crue, ou

---

(1) Je n'insère pas dans le corps de mon récit des détails minutieux et qui entraînent de la trivialité, par des motifs qui ne m'arrêteroient pas, si j'étois Médecin ou si j'écrivois un livre de Médecine. Dans le style que j'ai adopté, il semble que les productions de la nature perdent, après certaines manipulations, avec la salubrité qui est le caractère essentiel et admirable de leur origine, jusqu'à la noblesse de leur dénomination. Mais comme il ne peut y avoir de mérite réel où la clarté n'existe pas, je dis ici en termes formels, que j'avois exclus de mon régime toute espèce de vin et de liqueurs fermentées, le sucre, l'huile, le vinaigre, le sel, le poivre, toute épice, le beurre, le fromage, même le pain, cet aliment presque réputé sacré, et tout genre d'assaisonnement dans lequel il entrât quelqu'une de ces substances.

cuite, soit dans l'eau, soit par la simple présentation au feu; mais j'avois soin sur-tout que ni mes alimens, ni mes boissons ne fûssent ou rafraîchis à la glace, ou chauffés au-dessus d'un degré très-modéré.

Après un usage court, mais rigoureux de ce régime, je croyois avoir obtenu une guérison complète, et j'en regardois comme un des plus précieux avantages, de pouvoir reprendre la manière de vivre ordinaire dans la société.

Ma douleur fut vive d'abord, d'éprouver que la moindre tentative de retour à l'une ou à l'autre de ces substances que je m'étois interdites, fût suivie d'une espèce d'Ivresse ou d'Engourdissement insupportables.

Combien je m'applaudis aujourd'hui de n'avoir pu surmonter cette heureuse foiblesse, qui ne m'impose de privations qu'en apparence, et qui rend incalculables mes indemnités de jouissances! Si j'avois triomphé de ces obstacles, je serois rentré dans la classe des plus fortes santés vulgaires, bien inférieures à celle dont je me crois possesseur; et je n'aurois pas eu l'idée des réflexions, dont je dois traiter séparément, qui m'auront toujours été infiniment salutaires, quelque soit le succès de leur publicité.

Un récit aussi froid et aussi aride ne remplit certainement l'attente de personne. Ici pourtant, j'ai accompli ma tâche vis-à-vis de tous ceux qui sont instruits dans la Physique, la Chimie, la Pharmacie, la Botanique, et généralement dans tous les Arts et dans toutes les Sciences dont le but est la connoissance de la Nature, pour parvenir à la guérison de nos maladies.

Mon intention, à l'égard de tous ceux-là, n'étoit que de leur fournir l'expérience d'un fait unique, ou que je crois tel, celui d'un malade qu'aucun remède n'avoit guéri, et qui se trouve aujourd'hui jouir d'une santé extraordinaire, après s'être soumis au régime dont je viens de rendre compte, dont il ne lui est pas possible et dont il n'a pas le moindre désir de s'écarter.

Puissent les savans dans l'Histoire Naturelle et dans la Médecine, ne pas dédaigner la lecture de mon rapport! Ils analiseront aisément les résultats scientifiques d'un pareil régime, et s'ils croient pouvoir en faire quelques applications utiles, leur crédit les autorisera plus que n'y pourroient contribuer tous mes raisonnemens.

Quant aux Inductions que je tire

de

de mon expérience, s'ils en font la lecture, je les prie de recevoir auparavant ma profession de foi, que je n'ai fait aucune étude des Sciences dont ma théorie va supposer la connoissance. La force de la persuasion* pourra m'inspirer quelquefois le ton affirmatif, mais il n'aura jamais d'application qu'à mes sensations personnelles. Quelque soit mon langage, j'espère qu'ils n'y verront que de simples doutes, que je propose, parcequ'il me paroît impossible que des gens instruits ne tirent pas quelque fruit d'un système nouveau, qui, lors même qu'il pécheroit en quelque partie, a pour base des faits, dont le résultat est pour moi si heureux et si extraordinaire.

INDUCTIONS

Tirées de l'Expérience précédente.

Toute la discussion qui suit est fondée sur la vertu Tonique et presque Enivrante, que j'ai cru reconnoître dans les alimens, et dans les breuvages dont nous faisons un usage habituel et journalier.

Cette propriété est reconnue et avouée dans le vin et les liqueurs proprement dites, dans les épices et dans les substances excessivement chauffées ou excessivement rafraîchies.

Ma discussion n'a par conséquent d'intérêt que relativement aux autres alimens ou boissons, qui, à mon avis, participent de la même nature, mais d'une manière insensible, et dont l'effet est d'autant plus dangereux. J'entends parler de toutes les substances solides ou liquides dans lesquelles nous introduisons du *ferment* ou *levain* (1).

Je ne m'attache pas à en définir le principe. Cette formule conviendroit à des Savans, dont les uns soutiendroient une opinion contraire à celle des autres. Sans employer cette méthode, on peut n'être pas moins clair, et surtout examiner la question avec autant de loyauté.

Un trait qui peut frapper les moins

(1) Il y a quelques années que M. Linguet avoit manifesté, dans plusieurs écrits, son opinion sur l'insalubrité du pain ; c'est principalement sous le rapport du *levain* qu'on y mêlange qu'il le jugeoit mal-sain. Il est étonnant que le même auteur ait admis le même principe de la fermentation, comme salutaire dans les autres substances où il est reçu.

clair-voyans, c'est la différence de l'accueil fait au principe fermentant, suivant qu'il est allié, ou avec le vin et les liqueurs proprement dites, ou avec les autres substances dont nous faisons usage.

Si l'on ne condamne pas absolument l'usage du vin et des liqueurs fermentées, l'excès au moins en paroît dangereux à presque tout le monde, au lieu qu'aucune méfiance n'indispose contre les autres substances qui sont imprégnées de *levain ;* cependant il me paroît certain que le principe fermentant a partout la même qualité nuisible, et que l'effet diffère seulement du plus au moins, c'est-à-dire, que ce qui fait ravage dans le vin et les liqueurs, produit la même nature d'effet presque insensible dans les autres substances fermentées.

Avant de caractériser les effets du

ferment dans les unes et dans les autres de ces substances, voyons s'il n'existe pas des raisons de nous en méfier, quelque part qu'il se rencontre.

On peut partager en deux classes les moyens de satisfaire aux besoins de se nourrir et de s'abreuver : ceux qui existoient à l'époque première du monde, et ceux qui n'ont été introduits que par une succession quelconque des temps.

Les *fermens* sont l'unique objet de cette distinction. L'admission en est sans doute très-ancienne dans l'usage de la vie, mais elle ne paroît pas pouvoir dater de la première origine. Entre autres motifs qui induisent à le penser, la plupart des préparations fermentées supposent l'intervention de machines plus ou moins parfaites, sans lesquelles l'usage n'en auroit pas été facile ni commun.

L'homme le plus sobre, assis dans un cercle aimable, à une table où tous les sens, l'esprit même et le cœur sont attaqués à la fois, ne peut se préserver d'une sorte d'enthousiasme en l'honneur des délices que l'Art a su ajouter aux jouissances Naturelles, et que l'Habitude, Puissance jalouse de l'Art et de la Nature, a placées dans les préparations fermentées; mais celui même qui ne peut pas résister à tant d'attraits, ne méconnoît pas les inconvéniens qui résultent d'une manière de vivre semblable.

Cette conséquence doit nous permettre d'opposer à l'ivresse de l'enchantement qui est dû à la plupart des inventions humaines, ce ravissement d'extase qui pénètre l'âme attachée à la contemplation des œuvres de la Nature, aussi admirables par leur salubrité que par leur simplicité; car, quoique la sobriété doive toujours probablement avoir sa récompense, on peut physiquement observer que l'usage, porté jusqu'à l'excès abusif des alimens et des breuvages d'institution naturelle ou non fermentés, pourvu qu'on n'y mélange rien d'artificiel ou aucune composition humaine, ne produit nul effet comparable à celui qui résulte de la moindre licence, même de l'usage le plus réservé, quand il s'agit d'alimens ou de boissons non naturels.

Cette remarque, au premier coup-d'œil, ne paroît que d'un fait matériel et positif, mais il est facile d'en rendre raison; il suffit, pour cela, d'en rapprocher la considération, que l'usage des préparations fermentées est directement contraire aux intentions formelles de l'Auteur de la nature, qui ne vouloit pas que le *ferment* fût habituellement amalgamé avec la substance de l'Homme.

Une sorte d'incompatibilité paroît établie entre les deux natures, de l'Homme et du *Ferment*. Un fanal même nous avertit de l'abîme qu'ouvre sous nos pas l'usage des préparations fermentées; c'est la vapeur qui émane de toute substance qui passe ou qui a passé par la fermentation.

En effet, les Chimistes peuvent décider s'il est rien qui puisse y parvenir, sans éprouver la décomposition ou la dissolution de son état primitif, et si cela peut s'opérer jamais sans des symptômes qui tiennent de la putréfaction. Mais tel me semble être le caractère véritable de cette exhalaison, dont les miasmes fétides devroient éloigner de toute substance fermentante ou qui a fermenté.

Si l'on y fait quelque attention, il n'est pas de Sens vierge, qui, à quelque âge qu'on lui soumette franchement et sans artifice une substance en fermentation, ne témoigne de la répugnance à s'en approcher, parceque fermentation implique commencement de pourriture, et qu'il est de la nature de l'Homme d'avoir en horreur tout ce qui annonce cet état.

Celui qui a été, ou séduit, ou contraint, ou dépravé par l'habitude, a pu très-facilement, souvent dans un point de temps presque indivisible, si un seul de ses sens a franchi la répugnance de premier abord, contracter immédiatement la contagion, et témoigner subitement des dispositions, des goûts, peut-être des passions favorables à la matière infectée de *ferment*; mais la Nature n'aura jamais été absolument muette pour témoigner de l'aversion; il ne s'agit que d'épier le moment où elle aura parlé, et d'écouter son langage.

L'observation du fait de la répugnance et la réflexion sur la cause de cette répugnance, réclament ici contre le goût général qui se forme ensuite, qui m'a séduit comme tout le monde, peut-être plus que le Commun des hommes, puisque j'en ai souffert plus que d'autres, mais qui n'est dans personne qu'un goût secondaire, factice, et, à ce que je crois, contraire à la Nature.

Aussi n'est-ce qu'à force d'art, en laissant vieillir les vins, en n'admettant qu'une très-foible quantité de *levain* dans les pâtes, en fardant, par des épices, les chairs gâtées (1), et autres semblables artifices, que nous parvenons à trouver de l'attrait dans les préparations fermentées, et à éluder la volonté du Créateur,

(1) J'appelle ainsi celles que les gourmets appellent faisandées, ainsi que les excrémens de la volaille et du gibier.

qui avoit cherché à nous en éloigner comme d'un poison funeste.

Qu'arrive-t-il de toutes nos précautions cruellement perfides? Le venin qui nous auroit assassinés violemment, ou au moins étourdis, ou dégoûtés irrévocablement, s'il eût été en force et à découvert, n'opère plus son effet que d'une manière lente et insensible, mais d'autant plus infaillible que le mal a fait plus de progrès.

La nature de cet effet est assez connue dans le vin et les liqueurs, pour qu'il soit inutile de le dépeindre : il suffit de nommer l'ivresse.

Depuis plusieurs années je n'avois approché de mes lèvres ni vin, ni liqueurs fermentées; cependant le mal-aise presque indéfinissable qui m'affectoit, étoit précisément une espèce d'ivresse. C'est le terme dans lequel je rendois compte de mon état à ceux qui vouloient bien m'y témoigner quelque intérêt. A quoi donc l'attribuer ? Si, après mainte autre privation, je me suis abstenu de solides fermentés et autres préparations de ce genre, c'est sans prévention préalable. L'idée du principe de la fermentation dans les substances dont je m'imposois la privation, presque machinalement et sans motifs, ne s'est formée et n'a été raisonnée par moi que longtemps après, seulement quand une sorte d'évidence m'a ôté la possibilité d'attribuer mon mal-aise à aucune autre cause.

Lorsque, comme je l'ai dit, après avoir joui d'un intervalle de santé assez long, vivant toujours avec la même abstinence, je voulus rentrer, pour ainsi dire, dans l'ordre de la vie sociale, la désuétude des *fermens* contractée par mes organes les avoit rendus d'une délicatesse extrêmement chatouilleuse sur l'opération de ceux-ci. Il me fut absolument impossible de faire usage des uns ou des autres, sans éprouver presque immédiatement un besoin irrésistible de sommeil, que je ne pouvois braver sans chanceler, sans crainte imminente de perdre tout-à-fait l'équilibre.

Les mêmes tentatives plusieurs fois réitérées ont été suivies constamment des mêmes effets.

Dès-lors aucun doute ne peut me rester que mon organisation particulière ne soit affectée de la même manière par toutes les substances fermentées, avec la seule différence du plus au moins.

Doit-on déduire la même conséquence, non-seulement par rapport à tous les Hommes, mais encore relativement à tous les Etres vivans? C'est la question sur laquelle une pareille expérience, malgré son isolement, me paroît mériter l'examen des Gens de l'art et des Naturalistes; moins peut-être par considération pour un effet d'ivresse, insensible à la plupart des hommes, que pour d'autres influences, qu'empêche de supposer ou de soupçonner même une inexpérience absolue, puisqu'il n'existe peut-être personne qui ne fasse habituellement usage de préparations quelconques fermentées.

Depuis que je me crois tout-à-fait libre de leur impression, j'ai soumis l'ivresse à une analise, dont le résidu m'a produit trois nuances très-distinctes:

La première, est cette ivresse honteuse, dont rougit tout homme qui fait la moindre réflexion sur sa dignité;

La seconde, est celle dont j'étois atteint, lorsque, sans boire ni vin ni liqueurs fermentées, j'éprouvois ce mal-aise indéfinissable dont j'ai rendu compte;

Et de même que l'état qui précède l'ivresse honteuse est qualifié par ceux qui l'envisagent avec indulgence, un état de gaîté, j'ai noté de même en moi un état qui précède le mal-aise; c'est la troisième nuance. Ce n'est pas, à proprement parler, un défaut de lucidité dans les idées; c'est une espèce de crispation morale, qui empêche qu'elles ne se développent au degré dont l'intelligence est susceptible; c'est un état que je n'apprécie que par comparaison de l'état dont je jouis actuellement, depuis que je suis séquestré de la manière de vivre ordinaire, avec celui qui a précédé ma maladie, lorsque j'avois la meilleure santé, suivant la foi commune, vivant aussi du régime commun.

S'il étoit vrai que quelque homme d'un mérite distingué dans une Science à laquelle il se seroit adonné, eût trouvé encore des obstacles à sa capacité ou à son énergie, dans cette troisième nuance, dont je suppose qu'il n'auroit pas d'idée, et que l'abstention de toute préparation fermentée lui ouvrît les dernières barrières qui l'ont arrêté, on peut juger du progrès dont seroient susceptibles toutes les Connoissances humaines; c'est un motif que peut ne pas dédaigner l'émulation, pour l'examen que je propose.

Qu'il me soit donc permis d'exposer des idées qui se sont formées en Médecine, dans un cerveau qui n'y a jamais eu d'aptitude, émises par un homme d'autant moins suspect de vouloir surprendre la confiance, qu'il abjure par antipathie toute prétention à des connoissances en ce genre.

Si quelqu'idée nouvelle, en cette matière, se trouvoit juste dans un pareil Sujet, pourroit-on fixer les limites dans lesquelles seroit restreinte l'imagination d'un homme appelé par une vocation particulière, à un Art si précieux, s'il étoit dégagé des entraves supposées encore en lui l'effet de l'usage des préparations fermentées?

La simplicité de ces idées peut offrir quelque chose de bizarre, mais cette extrême simplicité sera une raison pour être plus aisément compris et peut-être plus volontiers examiné. Les voici:

L'ivresse, que produisent le vin et les liqueurs fermentées, n'est-elle pas une espèce de fièvre, de laquelle naissent une imbécillité, une démence, ou une folie momentanées?

Les maux de nerfs portés au dernier période, tels qu'Epilepsie, Catalepsie,

Léthargie, Manie, Hypocondrie sont-ils autre chose que l'imbécillité, la démence ou la folie, en un mot, l'effet d'une ivresse prolongée ou habituelle ?

Si l'on prescrit à ceux qui en sont attaqués une abstinence rigoureuse des liqueurs fermentées, et que l'effet opéré par les autres préparations où le *levain* est admis ne diffère pas en nature, mais seulement en intensité, l'usage qu'on leur en permet n'est-il pas la seule cause qui empêche leur guérison ; ou au moins ces sortes de maladies se contracteroient-elles, si le *ferment* étoit exclus de nos alimens et de nos breuvages ?

Quelle consolation pour l'Humanité, si des moyens aussi simples guérissoient ou seulement prévenoient les maux que je viens de nommer, qui sont à peu près, de tous ceux dont les Hommes sont affligés, les plus tristes et les plus rebelles aux traitemens!

Il en est un pourtant qui surpasse en horreur tous les autres, et qui mérite quelques lignes d'une discussion particulière; c'est le fléau de la Rage.

Quoique l'homme, dit-on, ne la contracte jamais par lui-même, et que ce ne soit que par communication qu'il en éprouve toutes les horreurs, les désastres de la simple inoculation de ce mal sont assez épouvantables, pour autoriser ici une digression en faveur des Animaux, si nos idées pouvoient les en garantir.

Les fureurs de la rage sont précédées, dans les Animaux, par une tristesse morne, un abattement et un accablement qui les privent de l'usage de leurs facultés, et qui semblent leur interdire le soin de se nourrir et de se désaltérer.

Les Léthargiques, les Epileptiques, les Cataleptiques et les Hypocondriaques sont affectés aussi d'une affreuse mélancolie. Une sorte d'antipathie les éloigne de la Société ; ils se font presque violence pour prononcer le peu de paroles que leur existence au milieu de leurs semblables arrache à la nécessité. Est-il un état plus horrible que cet ennui et ce dégoût d'eux-mêmes et de ce qui les environne, qui les détermine à l'acte de tous le plus contraire à la nature, celui de chercher à s'anéantir eux-mêmes?

Cette situation, presque commune à des Hommes et à des Animaux malades, n'offre-t-elle pas des traits de ressemblance, qui annoncent une même cause d'un mal, qui seroit le même aussi, mais qui se manifeste par des symptômes différens, suivant la différence des organes qu'il attaque? Ne pourroit-on pas en conclure que les moyens qui préviendroient dans l'Homme les maladies dont nous venons de parler, ne seroient pas moins efficaces pour prévenir la Rage dans les Animaux?

Dans les lieux où ceux-ci ne jouissent pas de certains avantages qui résultent pour eux de la société des Hommes, les ardeurs de la canicule, l'aridité de certains déserts et les glaces des hivers rigoureux peuvent leur ôter la possibilité de s'abreuver, et produire dans leurs intestins cette ardeur qui se termine par la rage; mais les moyens de calmer leur soif existent pour les Animaux dont l'Homme a fait une espèce d'amis. Quand ces derniers contractent la rage par eux-mêmes, la cause n'en peut pas être imputée au défaut d'eau potable. Il n'y en a peut-être pas d'autre que l'irritation déchirante qu'allume dans leurs entrailles le *fer-*

ment des alimens qu'ils partagent avec nous.

Si cela est, les Animaux payent cher quelques douceurs que leur procure notre société ; et lorsque la maladie a détruit en eux cette sensibilité qui leur mérite notre attachement, si leurs dents nous atteignent en cet état, on ne dira pas qu'ils se vengent, mais nous sommes cruellement punis des tourmens qu'ils nous doivent.

Qu'un tableau si pénible ne nous fixe pas plus long-temps, et saisissons une ample occasion de nous consoler, si l'abstention des *fermens* est un remède ou au moins un préservatif contre un grand nombre d'autres maladies, que celles qui proviennent directement de l'irritation du genre nerveux.

Sous le point de vue que je considère, toutes les autres maladies peuvent être appelées humorales ; soit qu'elles attaquent, ou les yeux, ou les oreilles, ou les dents, ou la poitrine, ou l'estomac, ou la vessie, ou toute autre partie du corps humain, quelque nom qui les désigne, par une conséquence du même système, elles céderoient, ou au moins elles ne paroîtroient plus, si l'usage des *fermens* étoit proscrit.

Malgré le nombre incalculable de ces maladies, elles ont presque toutes ce trait de ressemblance ou d'analogie, qu'il n'en existe peut-être pas de sérieuse, qui ne soit accompagnée de fièvre, apparente ou cachée, ou dans toute l'habitude du corps, ou au moins vers la partie affectée ou souffrante. La fièvre guérie, ordinairement peu de chose reste à désirer.

Or, en suivant les mêmes idées, la fièvre n'a qu'une véritable cause, les efforts que fait le sang dans les vaisseaux, parceque les nerfs trop tendus les compriment et rendent les passages plus étroits qu'il ne convient.

Ce qui appuyeroit cette conjecture, c'est le bien-être que l'on éprouve, dans ces cas là, pendant et après les sueurs et les transpirations abondantes, de même qu'après toutes les évacuations. Si je n'insiste pas sur les preuves, c'est qu'il entre dans le plan que j'ai adopté de ne donner que des indications; nulle discussion n'est de mon ressort; c'est aux Gens de l'art qu'il appartient d'aller plus loin.

Il ne me reste qu'à intéresser à ma théorie une *moitié entière de l'Humanité*, Celle qui fait le charme le plus doux de notre existence.

Quand l'intimité de l'Homme et de sa Compagne produit des fruits, qui se terminent

minent par l'Enfantement, ils n'ont fait que se soumettre à la première des lois imposées par l'Être qui commande à toutes les destinées, celle de perpétuer leur Espèce. N'est-ce pas faire injure au Maître de la nature, de regarder comme émané de sa volonté le terme de l'Enfantement, tel que nous le voyons établi? A peine connoît-on les suites fâcheuses de la maternité, pour les Femelles de tous les Animaux, qui ne partagent pas, avec notre nourriture fermentée, les funestes effets de l'irritation qu'elle produit. Est-il dans les décrets d'un Dieu juste, que les Femmes nous paroissent l'Etre qui mérite le plus d'intérêt, et qu'une exception qui les regarde seules, au lieu d'être une exception de faveur et de ménagement, ne soit au contraire pour elles qu'un supplice terrible, qui, lorsqu'il ne les entraîne pas dans le tombeau, les accable souvent d'infirmités pour le reste de la vie ?

Sans doute l'Accouchement sera toujours une crise douloureuse ; mais aucune Femme n'y succomberoit, non plus qu'aux suites de tous ceux qui se terminent avec tant de difficultés, si le genre nerveux des Femmes, évidemment plus délicat et plus irritable encore que le nôtre, n'étoit pas toujours plus ou moins mal disposé par la nourriture agaçante et venimeuse qu'un usage immémorial nous fait regarder, par habitude, comme salutaire, quoique l'analise chimique doive en rendre palpable le vice que je dénonce.

De sorte que, dans l'hypothèse soumise à l'examen, d'une part il n'y auroit pas de maladies nerveuses, si les nerfs n'étoient pas habituellement constitués dans un état de crispation par l'usage des *fermens* ; d'autre part, on ne connoîtroit point de maladies humorales non plus, parceque l'amas des humeurs n'a d'autre cause que le défaut de liberté dans la circulation du sang, qui les auroit entraînées avec lui, s'il n'eût pas été contrarié dans sa marche.

Si l'on peut rappeler à ces deux classes toutes nos maladies, et que l'expérience réponde à la théorie flatteuse que j'annonce, j'aurai accompli la première partie du Programme, qui étoit d'offrir des moyens aisés et naturels pour nous garantir de la plupart des maladies qui nous affligent.

Une seconde partie du même Programme promet un accroissement considérable à la durée de la vie humaine. C'est l'objet dont je dois m'occuper à présent.

Pour peu que les détails dans lesquels

je suis entré eussent inspiré de confiance, l'œil reposeroit avec complaisance, en cet endroit, sur le tableau de quelque opération arithmétique, où l'on verroit que cet accroissement doit être environ de plus ou moins de siècles, selon que l'imagination de chacun seroit plus ou moins ardente; mais à défaut d'expérience, je ne puis donner que des approximations, appuyées sur des raisonnemens, qui ne peuvent pas satisfaire aussi promptement la curiosité.

Ces raisonnemens se présenteroient avec plus de faveur, si mon âge actuel offroit dès aujourd'hui une mesure de la vie extraordinaire, exempte d'infirmités; mais je ne suis pas assez heureux pour séduire des lecteurs par cette espèce de cautionnement. De bonne foi même ce n'est pas là pour moi un sujet de regret, et je ne crois pas que ce soit un motif pour suspendre la publication de mes idées.

A la vérité il m'est triste de penser que, quand même je voudrois, pour l'amour et l'intérêt de l'humanité et de l'instruction, me préserver des accidens fortuits, je ne puis changer ma destinée à cet égard : le moindre accident de cette nature peut, en terminant mes jours au premier moment, interrompre le cours d'une si belle expérience; et le fruit que pourroit produire mon existence prolongée se trouveroit ainsi abattu prématurément, sans qu'on en pût rien conclure contre la réalité du système.

A la vérité encore, à défaut d'expérience, je ne puis me présenter que comme voguant, pour ainsi dire, sur une mer inconnue, où je n'ai pour boussole que des sensations dont je rendrai compte incessamment; mais j'aperçois le rivage d'une terre nouvelle, qui me paroît un paradis terrestre. Je hèle tous ceux que le torrent de l'habitude me paroît entraîner loin de ces rives fortunées, parcequ'un pilote, ou plus instruit, ou plus heureux, peut y aborder, malgré le naufrage que j'aurois fait à la vue du port.

Quoique je ne puisse rien faire de mieux quant à présent, je communique mes espérances, et je les motive, afin qu'on puisse en sonder les fondemens, sauf à me produire plus tard comme exemple de longévité.

Si mes sensations personnelles étoient communicables, ce seroit le moyen de persuasion le plus propre à suppléer à l'expérience, dont moi-même je suis privé; mais je ne puis guères me flatter à cet égard de me faire seulement comprendre: une idée prise dans la musique en peut donner la raison.

Sans être savant dans cet art, on n'ignore pas que, lorsqu'on tire du son d'un instrument à cordes, toutes les cordes d'autres instrumens qui se trouvent en harmonie, principalement à l'unisson ou à l'octave, avec l'instrument qui résonne, se mettent d'elles-mêmes en vibration et résonnent de même, dans toute la distance où l'air est ému par le son du premier instrument.

Ce n'est presque pas une métaphore ni une comparaison dont je prétends me servir ici, puisque des nerfs sont la matière réelle et effective de la plupart des instrumens. Je conclus de là comme une vérité de fait, que les lignes où je rendrai compte de mes sensations ne peuvent pas produire physiquement l'impression que j'en attendrois sur des organes sympathiques, puisque je suppose qu'il ne se trouve pas un seul système nerveux en harmonie avec le mien.

Ne désespérons pas pourtant, et marchons progressivement. Si notre introduction ne flatte pas d'abord l'imagination au degré qu'elle s'étoit promis, elle aura au moins le mérite de ne pas choquer la vraisemblance.

Ceux qui éprouvent moins d'infirmités que d'autres, sont aussi ceux qui prolongent plus loin leur carrière. C'est ce que confirme l'exemple de tous ceux qui parviennent à un grand âge. L'habitude des infirmités fatigue toute la machine et entraîne à la fin sa dissolution; de sorte que, si l'abstention des *fermens* prévient effectivement toutes les maladies, on seroit autorisé à en conclure que tous nous atteindrions cet âge de cent et quelques années, qui est regardé à présent comme le plus long terme de la vie humaine.

Depuis long-temps on a cru reconnoître que la sobriété et la frugalité sont la route qui conduit le plus sûrement à une longue vie, moins sujette que d'autres aux infirmités ; mais ceux qui sont élevés dans l'habitude des jouissances ne veulent pas faire le sacrifice de ce qu'ils appellent la bonne chère, pour l'appât de quelques années de plus et de quelques infirmités de moins.

On regarde encore comme une cause de longévité et de bonne santé ce que les Casuistes appellent la continence, quand elle n'est pas portée à l'excès.

Peut-être seroit-on plus disposé à s'imposer des privations de diverse nature, si l'on supposoit que la nouvelle manière de vivre, au lieu de cent et quelques années, dût produire à peu près le millier ; mais quelque soit le terme de l'accroissement que j'envisage, je donnerai ici plus de satisfaction en annonçant que je ne demande aucun sacrifice réel, et qu'à mon nouveau régime est attaché un surcroît, plutôt qu'une diminution de jouissances, indépendamment de la longue vie et de l'exemption de maladies, c'est-à-dire, que s'il entre dans mes vues un léger sacrifice d'habitudes, je le crois susceptible de compensation ou d'indemnités plus qu'équivalentes.

Tant que la nature inspire des appétits, je ne concevrai pas qu'une si bonne mère en paye la satisfaction par des regrets et des remords. Sous le rapport des appétits, aucune espèce d'Animaux n'est mieux partagée que l'Espèce Humaine. Il n'y a pour elle ni climats, ni saisons qui l'en privent absolument. Ce sont, à mes yeux, autant de marques de prédilection de la part du Créateur, qui a attaché le plaisir à la satisfaction des besoins, et qui n'a certainement pas voulu que ce fût jamais un sujet de peine. Je ne crois la peine attachée qu'aux mauvais moyens de satisfaction.

J'ai la persuasion intime, et il me semble avoir démontré, que la Nature réprouve toute préparation fermentée. Nous y sommes malheureusement accoutumés. C'est, je n'en disconviens pas, un sacrifice à faire ; mais je crois avoir démontré aussi qu'aucun de nous n'a pour ces sortes de préparations d'inclination naturelle ; c'est donc uniquement un sacrifice d'habitudes que je crois nécessaire, et si nous y parvenons, beaucoup d'autres institutions nouvelles peuvent être introduites, qui ne seront pas sujettes aux mêmes inconvéniens.

L'art de préparer les alimens, dont l'exercice est abandonné à des subalternes ; a une affinité sensible avec une des sciences qui sont aujourd'hui le plus en faveur, et dont les progrès journaliers produisent des phénomènes de plus en plus admirables. C'est à la Chimie, que je prétends désigner par là, à travailler sur de nouveaux frais et sur une matière nouvelle, pour remplacer, par des préparations qui ne nous sont pas familières, celles que leur insalubrité nous aura fait rejeter. Quand au mérite du fond se joindra celui de la nouveauté, il est permis d'espérer que les essais ne seront pas sans partisans (1).

(1) Je ne veux professer ni la chimie, ni même la cuisine, pas plus que la médecine, ni tout autre art, ou toute autre science; mais il me paroît étonnant que, dans la préparation de nos festins, on n'adopte pas le procédé connu de la cuisson par la simple vapeur de l'eau bouil-

Au reste, c'est un moyen surabondant que j'indique ici, par égard pour ceux qui croiroient en avoir besoin, sans que je le regarde comme nécessaire; car par une suite immédiate de l'épreuve de mon régime, non-seulement l'antipathie se contracte pour toute préparation fermentée, mais le plaisir de la sensualité s'attache à la déglutition brute de toutes les productions pota-

---

lante. Je crois qu'on pourroit aussi tirer un parti fort avantageux de la torréfaction ou du rôtissage par rotation dans des appareils concentrés semblables à ceux qui sont d'usage pour brûler le café, avant de le moudre. Il n'est ni fruit, ni légume, ni viande, ni poisson, qui résiste à ces modes infiniment économiques, et dont le résultat donne des mets d'autant plus succulens, que leur saveur ne s'évapore point, et ne perd rien de son arôme dans le déluge d'eau, dans lequel nous noyons tout ce que nous faisons bouillir.

gères, des fruits et des chairs d'animaux sans aucun assaisonnement. Le vice même de la gourmandise n'auroit plus de frein que dans la morale, parceque je ne crois pas que les plus grands excès en ce genre soient flétris par la moindre indisposition. Il est vrai qu'il est difficile de persuader ces effets à quiconque n'aura pas fait l'épreuve qui m'est connue, et sur laquelle je ne comptois pas; mais au moins peut-on comprendre que je ne suis pas un Anachorète qui prêche aucune espèce d'abstinence.

Reprenons le fil des raisonnemens par lesquels nous voulons conduire au terme de la vie humaine.

Le premier degré du raisonnement est donc que, si nous n'éprouvions pas les diverses maladies auxquelles nous sommes sujets, nous parviendrions tous à peu près à une centaine d'années, même en suivant la manière de vivre usitée.

Mais j'ai fait assez entendre que l'existence de nos Centenaires n'est, sous aucun rapport, mon point de mire ou l'objet de ma spéculation.

En effet, tous ces prétendus Vieillards n'ont pas, à la vérité, péché d'intention contre la sobriété; mais tous n'en ont pas moins, à mon avis, vécu d'une manière très-mal-saine.

Puisque tous ont fait journellement usage de préparations fermentées, tous ont tous les jours introduit dans leurs intestins une dose plus ou moins forte de poison, qui a, sans interruption, altéré toutes leurs facultés physiques et morales.

De là on peut conclure qu'une très-grande différence, quoiqu'on ne puisse pas l'apprécier au juste, devroit distinguer les Vieillards de nouvelle institution, des Enfans qu'a seulement produits la manière de vivre usitée jusqu'à présent, puisqu'une différence essentielle dans la manière de se nourrir, introduite dès les premiers jours de la naissance, observée tous les jours sans interruption pendant toute la vie, doit nécessairement produire des résultats quelconques très-caractérisés.

C'est ici que je regrette de ne pouvoir communiquer à personne le diapason de mes sensations personnelles.

J'en pourrois donner une idée, si je me résignois à poser ici, en quelque manière, comme Sujet d'amphithéâtre dans une école de médecine; mais si j'entrois dans le détail de ces symptômes familiers qui nous frappent à la vue de nos amis qui relèvent d'une longue maladie, le moindre reproche que j'encourrois seroit celui de puérilité; et je conviendrai que la remarque de tous ces symptômes ne mériteroit pas la moindre attention, s'ils survenoient ou isolément, ou sans une grande amélioration dans toutes les facultés, ou sans avoir changé ses habitudes; mais dans la circonstance où leur réunion paroît la conséquence forcée d'un changement dans la manière de vivre, je crois qu'ils annoncent une heureuse et très-grande révolution dans toute l'organisation.

Je passe donc sous silence tous les signes connus des convalescences ordinaires, pour dire un mot de ceux auxquels on est moins accoutumé.

Ainsi, dans la saison où la nature est parée de tous ses attraits, et pétille d'une effervescence impatiente pour elle-même d'inertie, la nuit comme le jour, un court et très-léger repos ranime toute l'activité de mes sens insatiables au moins de l'aspect de tant de richesses. Quand ses dehors sont tristes, et qu'elle paroît comme fatiguée par ses profusions, les jouissances du produit des arts et même de l'esprit offrent encore, pendant l'éclipse des premières, un ample exercice à mes forces; car aucune température ne les empêche de désirer et de trouver facilement quelque objet d'application sans cesse renaissant et se présentant presque avec encombrement.

Un si beau supplément à l'existence, donne à penser que le sommeil le plus doux, dans l'état de santé ordinaire, ne nous fait participer au néant pendant de si longs intervalles de la vie, que parceque les nerfs qui souffrent le moins sont excessivement fatigués par la tension qu'ils reçoivent des préparations fermentées.

Si une longue vie dépend surtout du bon état de l'estomac, le régime que j'observe ne me laisse pas supposer que cette partie noble soit susceptible de souffrances, quoique je ne mange et ne boive rien qui, selon l'opinion vulgaire, ne fût propre à détruire presque en un clin-d'œil ceux que l'on appelle familièrement des estomacs de fer.

Mais ce qui me paroît surtout d'une influence majeure dans les changemens que je remarque en moi, c'est la formation nouvelle et involontaire de mes organes aux goûts seuls naturels et sains. Autrefois je regardois comme preuve d'une très-bonne complexion qu'aucun comestible ne me procurât d'autre mal apparent que l'espèce d'ivresse dont j'étois toujours plus ou moins affecté. Tout genre d'alimens et de boissons me paroissoit agréable; de sorte que je me nourrissois indifféremment de poisons et de choses salubres. Aujourd'hui, non-seulement j'ai répugnance physique pour tout ce qui est fermenté, mais toute préparation de ce genre dérange notablement mes digestions pour quelques instans. C'est en apparence une incommodité. Dans la réalité, c'est l'heureuse difficulté ou l'impossibilité même de me rendre malade.

C'est trop d'attention à un individu. Faisons part de notre dernière pensée sur le terme où doit enfin aboutir la vie commune.

Nos tempéramens, à tous, ont nécessairement subi du régime usité depuis des siècles, des modifications dont il est impossible de calculer les effets et l'influence.

Si ces modifications inappréciables ne dérangoient pas mes calculs, je ne voudrois fixer d'autres bornes à notre existence, que celles dans lesquelles étoit renfermée la vie de nos premiers pères ou des Patriarches.

Ce seroit ici l'occasion d'adopter quelqu'un des systèmes soutenus par les savans et les naturalistes sur l'organisation du globe que nous habitons ; mais sans prendre ici aucun parti, j'énonce seulement cette idée :

Il est de ces systèmes où l'on soutient que les Hommes étoient autrefois une race de Géans (1); qu'ils vivoient entre neuf cents et mille ans, et qu'ils étoient plus heureux que nous ne le sommes. Faut-il, ou nier que cela fût ainsi, ou chercher, pour

---

(1) S'il est vrai que la crispation de tous nos élémens, mais surtout de nos nerfs et de nos muscles, résulte de l'usage des fermens, il n'en faut peut-être pas davantage pour que nos formes, se ramassant progressivement sur elles-mêmes, aboutissent enfin à une exiguité alarmante.

l'explication du fait, des chronologies totalement discordantes des nôtres, ou en attribuer la cause à la dégénération des végétaux, qui n'est rien moins que démontrée ? N'est-ce pas plutôt parceque nos préparations fermentées sont un poison journalier, dont les ravages ne désoloient pas les premières générations, attendu que l'usage en étoit inconnu dans ces temps là ?

Supposant donc que la mort n'ait acquis contre nous aucune prescription, relativement à l'âge auquel elle est en possession de nous saisir, et que nous puissions rentrer dans l'ordre primordial d'une vie commune de mille ans, sans autres infirmités physiques que la caducité, ce seront, je crois, deux engagemens assez bien remplis de ma part.

Reste le troisième, qui consiste à

nous préserver des infirmités morales ou des Chagrins.

Les peines réelles dérivent uniquement de deux causes : ou de la mort des personnes auxquelles on est attaché, ou des inquiétudes que donnent l'indigence et l'embarras de pourvoir à sa subsistance et à celle de sa famille. Comme j'ai annoncé qu'en adoptant une nouvelle manière de vivre, Personne ne se plaindroit de l'état de la société, je dirai un mot aussi en faveur de ceux que tourmente la soif des honneurs et des richesses, quoique dans un travail qui a pour objet le bien de l'Humanité en général, cette considération pût être négligée, tant à raison de sa futilité réelle, qu'à raison du petit nombre d'individus qu'elle peut intéresser.

A quelque point que l'égoïsme puisse

dégrader la Société, et nous rendre insensibles aux coups de la mort qui frappe nos Semblables à nos côtés, plusieurs de ses victimes seront toujours de véritables sujets de tristesse. Jamais une mère ne verra d'un œil sec mourir ses enfans avant elle. La douleur d'un père peut être moins apparente ; il a d'ailleurs, plus qu'une mère, des occasions forcées de se distraire ; mais croyons qu'il ressent vivement aussi des privations si dures. Les frères et sœurs qui se trouvent séparés les uns des autres par la mort, avant que des établissemens individuels les aient rendu étrangers aux douces familiarités de la vie commune, sont certainement affligés de l'isolement où ils se trouvent par la perte de quelqu'un d'entre eux.

Quelques morts de cette nature occasionnées par des accidens fortuits, seront toujours des sujets de deuil pour des

Etres

Etres que poursuit une destinée malheureuse ; mais combien ces chagrins-là deviendront rares, si mon système conduit tout le monde à une extrême vieillesse ! Alors les pères et mères, les frères et sœurs ne perdront point en bas âge ceux qui leur appartiennent. Les enfans mêmes ne perdront les auteurs de leurs jours que lorsque les soins de ceux-ci ne leur seront plus indispensables, et lorsqu'ils auront eux-mêmes donné le jour à d'autres enfans, sur lesquels dérive presque forcément une grande partie de la tendresse dont les pères et mères étoient auparavant l'objet.

A l'égard des autres pertes qui peuvent affecter des cœurs plus ou moins sensibles, elles se trouveroient, de même, reculées jusqu'à l'âge de la décrépitude. La Nature commande à la fin ces morts-là, et tout ce qui n'arrive qu'en vertu de ses décrets, se passe sans convulsion.

Combien deviendroient aussi moins pressans les soucis qui naissent de l'embarras de pourvoir aux premiers besoins, si le breuvage le plus salubre devient en même temps, comme je le soutiens, le plus agréable; puisque l'eau naturelle suppléera sans frais à nos boissons dispendieuses, âcres et enivrantes!

Les alimens les plus sains étant également ceux dont le palais seroit le plus flatté, les productions potagères et les fruits seront préférés à toute autre nourriture. Leur saveur paroîtra d'autant plus délicieuse, qu'ils seront moins fardés par les assaisonnemens et même par la cuisson.

Voilà donc les deux principales sources de nos chagrins et de nos inquiétudes taries presque subitement, et par une conséquence de mon système tellement naturelle, que je ne doute pas que l'exposition que j'en fais n'ait été prévenue par presque tout le monde.

Ces deux premières causes de chagrins navrent le cœur et l'âme ; la troisième, qui dérive de l'Ambition non satisfaite, n'attaque guère que la tête et l'esprit. Je ne suis pas moins intimement persuadé de l'efficacité de mes moyens, pour obvier à cette dernière cause, qu'aux deux précédentes ; je ne suis embarrassé que par la crainte de laisser mes lecteurs en deçà, ou de les porter au delà de ma pensée. Je ne voudrois pas être accusé de produire, ou les flegmatiques les plus insipides, ou les ambitieux les plus turbulens, quand je veux procurer le moyen terme le plus avantageux.

Si ce que j'ai dit plus haut est exact, on ne doit pas craindre que le régime dont je conseille l'usage inspire ce flegme et cette indifférence apathiques, qui étoufferoient l'émulation, puisque j'ai supposé que toutes les Connoissances humaines pourroient y gagner considérablement.

D'un autre côté, s'il est vrai aussi que l'usage du *ferment* nous constitue habituellement dans une espèce d'agitation voisine de l'ivresse, l'abstention des substances fermentées établiroit l'esprit et toutes les facultés morales dans ce calme paisible qui est la santé de cette partie de notre organisation.

D'après cela, voici comment mes moyens sont applicables à l'Ambition :

L'homme dont *l'esprit* recevroit ses inspirations d'un régime où le *ferment* ne seroit pas admis, sauroit se rendre justice à lui-même. S'il jouissoit d'une santé parfaite, il reconnoîtroit que les grands emplois, source ordinaire des richesses, exigent de grands talens; il n'y prétendroit pas, s'il n'en étoit pas capable; car c'est n'être pas sain *d'esprit* que d'y aspirer sans capacité.

Le même homme, s'il sentoit en lui la capacité nécessaire pour s'en acquitter dignement, n'auroit pas uniquement ce mérite là. Le calme, que je regarde comme une suite essentielle de sa parfaite santé, lui laisseroit apprécier dans toute sa force l'influence de la destinée, qui ne favorise pas toujours les vertus et les talens éminens. S'il n'étoit pas appelé aux postes les plus brillans, il s'en consoleroit dans les douceurs d'une vie tranquille et sans responsabilité; en un mot, en tenant les esprits dans le calme et loin de l'ivresse, je crois qu'on ne connoîtroit pas les chagrins de l'Ambition.

En dernière analise, il me semble avoir proposé des moyens faciles d'étendre considérablement la durée de la vie humaine, et de la dégager de la plus grande partie des infirmités physiques et morales.

Telle est la perspective que j'offre au Genre Humain. Je ne fais qu'en indiquer les moyens. C'est aux Gens de l'art à les juger ; s'ils les adoptent, ce sont eux qui les revêtiront de couleurs agréables, et qui emploîront les voies de la persuasion convenables pour en amener l'exécution. Jusques-là, tous ceux qu'enchaînent des relations de société ne regarderont mon travail que comme le fruit de l'imagination. Ce n'est qu'à ce titre qu'il peut avoir pour eux quelque attrait.

Néanmoins les moyens que je propose me paroissent si simples, et présenter tant d'avantages, que l'exécution en pourroit être essayée par quelque homme indépendant, qui ne seroit pas esclave des usages. Cette exécution présente quelques difficultés, même quelques inconvéniens; c'est pour y obvier que j'ajoute ce qui suit.

Je l'ai détaché du reste, parce qu'un grand nombre de personnes y trouveroient peu d'intérêt.

APPENDICE

Sur les précautions à prendre dans les cas de réduction en pratique de la théorie ci-dessus.

S'il est une fois reconnu que notre genre nerveux a contracté, par une hérédité qui remonte aux temps les plus reculés, une sécheresse et une roideur contraires à son état naturel, on se persuadera facilement qu'une diète laxative devient nécessaire pour y remédier; mais il seroit peut-être difficile aux Gens de l'art les plus expérimentés de se faire l'idée d'une compensation suffisante dans le système laxatif, pour guérir cette crispation de plusieurs siècles.

Je ne sais si c'est d'après les principes de l'art, ou d'après de simples préjugés d'habitude, qu'on regarde comme l'effet d'un relâchement excessif l'extrême précipitation des digestions, et l'état de liquidité dans lequel elles s'échappent; mais ce symptôme, porté à un certain degré, est regardé comme très-alarmant.

Si des flux de sang surviennent, l'inquiétude n'a plus de bornes, et l'on ne peut, d'après l'usage, se vouer, dans ces cas là, à des remèdes assez astringens.

Il me paroît, au contraire, démontré que ces accidens ne sont occasionnés que par une chaleur et une irritation prodigieuses; mais quoi qu'il en soit de la cause à laquelle ils sont dus; avec quelque précipitation que fuient les digestions, quelque flux de sang qui survienne, si ce que j'ai éprouvé peut servir de règle, ce ne sont point là des symptômes fâcheux. Ce qui me l'a constamment persuadé, c'est que, pourvu qu'on s'abstienne de tout *ferment*, les forces n'en sont nullement affoiblies; c'est que l'hilarité des idées s'accroît avec la violence de ces symptômes, et que tout ce qui semble d'ailleurs caractériser une grande convalescence, paroît s'y réunir. J'en ai conclu pour moi que si, dans ces circonstances là, loin de faire usage du moindre astringent, je n'avois pas redoublé les mesures rafraîchissantes, j'aurois infailliblement succombé à quelque répercussion de sang.

L'énorme quantité que j'en ai perdue m'a fait penser qu'on pouvoit, jusqu'à un certain point, appliquer à l'anatomie les lois du mouvement reconnues en mécanique.

Il y auroit sans doute de l'indiscrétion à vouloir déterminer, avec précision, les degrés suivant lesquels la masse du corps mû, et la vîtesse du mouvement, peuvent réciproquement se suppléer dans l'organisation animale ; mais il est constant à mes yeux que la vitesse du sang étant ralentie par le rétrécissement des vaisseaux, la nature compense la perte de la vîtesse par une augmentation proportionnée de la quantité du sang. De cette compensation ne résulte certainement pas une aussi bonne santé qu'auparavant, mais il s'ensuit au moins l'entretien de la vie. La quantité du sang s'augmente ainsi d'autant plus que la vîtesse de la circulation diminue davantage, pour entretenir, toujours avec plus ou moins de perfection, l'esprit vital.

Mais quand une fois on rend au sang sa liberté, en assouplissant les nerfs et les canaux par lesquels il circule, la masse du sang qui s'est accumulé et prodigieusement épaissi ne peut plus se contenir dans les mêmes réservoirs. La quantité qui s'en est ainsi accrue, me paroît incalculable. C'est là ce qui doit faire craindre long-temps les accidens les plus violens, à moins qu'on ne les prévienne par tous les moyens possibles.

Comme la connoissance de la médecine offre bien d'autres ressources que je n'en puis avoir pour parer à ces accidens apparens, je ne fais pas le récit des moyens particuliers que j'ai employés, que moi seul je m'étois prescrits, que beaucoup de personnes ont connus, dont elles ne pouvoient pas se persuader que l'exécution fût praticable, et que je persuaderois bien moins, en en offrant une simple lecture; mais chacun se croira fondé à objecter qu'il n'est pas d'individu qui n'ait en quelque sorte son tempérament particulier, et qu'une méthode exorbitante a pu me conve nir, mais donneroit la mort à un autre.

Quelle que soit l'unanimité avec laquelle cette objection sera proposée, malgré l'opinion que j'avois moi-même à cet égard, lorsque je pratiquois mon régime, pensant, avec tout le monde, qu'il ne pouvoit convenir qu'à moi, les réflexions que j'ai faites depuis m'ont démontré que cette opinion n'est qu'une erreur universellement accréditée, et que l'objection n'a pas le plus léger fondement.

Car que s'est-il passé en moi pour parvenir à l'état où je suis?

Jusqu'à vingt-cinq ou trente ans, j'ai vécu comme tout le monde, éprouvant seulement les vicissitudes de santé et de légères maladies auxquelles sont sujets ceux qui passent pour se bien porter. Traité dans ces maladies légères par les médecins, d'après le système général, qui varie peu, j'éprouvois des médicamens qui m'étoient ordonnés les effets qu'ils opèrent sur tout le monde, sauf les nuances qui conduisent les uns à la convalescence, et les autres dans le tombeau.

Aujourd'hui je me trouve, à la vérité, former une espèce de classe à part; mais rien n'annonçoit que, plus qu'un autre, je dusse supporter les moyens que j'ai employés. Personne ne me les avoit conseillés; aucun principe ne me guidoit; rien n'éclairoit ma marche; ce n'est qu'à force d'essais ménagés graduellement que j'ai été amené à ce régime, si surprenant dans son ensemble, et qui n'a pas le plus léger inconvénient, amené, comme il l'a été en moi, sans guide. Il offriroit beaucoup moins de danger, dirigé par un homme expert dans le traitement des maladies, à qui la nouvelle théorie ne paroîtroit pas absurde et qui la prendroit pour règle de conduite.

Déjà même je puis dire qu'un fait qui m'est étranger confirme la probabilité du succès dont elle seroit suivie ; car je connois un homme attaqué aussi du spléen, qui n'est pas, à beaucoup près, aussi éloigné que moi de la voie commune, mais qui en est assez loin encore pour que son régime paroisse insoutenable et inconcevable à tous ceux qui le fréquentent. Il s'y trouve amené, comme moi, par des tâtonnemens successifs, à peu près de la nature des miens, et pas le plus léger inconvénient n'accompagne ce régime.

Ces deux faits viennent à l'appui de la proposition que j'ai insinuée plus haut, que nos tempéramens me paroissent naître tous à peu près de la même nature et avec les mêmes inclinations, et que leur diversité ne se forme que par les premières aberrations des dispositions naturelles.

Si cela est vrai, il seroit moins difficile qu'on ne pense de rentrer tous dans la même voie, parceque nos organes à tous se retrouvent avec complaisance dans les avenues qui y conduisent.

Je conviens qu'aux yeux de plusieurs personnes, la diversité de nos tempéramens est une sorte de richesse, qui leur paroît prouver la fécondité de la Nature. On dira que mon opinion la resserre dans des limites étroites qui ne lui conviennent pas.

Mais il n'y a pas stérilité ou pauvreté dans la Nature, parcequ'ayant un bon étalon ou prototype de tempérament, elle y aura soumis uniformément tous les individus d'une même espèce. Sa puissance, à mon avis, se manifeste d'une manière bien supérieure par la création d'un nombre infini d'Etres uniformément bien constitués, que par la création variée d'une infinité d'Etres d'une médiocre constitution.

Au surplus, cette uniformité dont j'argumente n'est autre que celle qu'on peut remarquer dans tous les animaux qui ont conservé intacte la manière de vivre indiquée par la Nature, qui tous éprouvent à peu près les mêmes maladies, et qui tous, dans ces cas là, se traitent par les mêmes moyens, sans qu'on puisse à leur égard alléguer que ce qui convient à l'un ne convient pas à l'autre. Ce n'est que sous ce rapport que j'entends parler d'uniformité.

Si les effets qu'a opérés en moi et dans un autre malade le régime extraordinairement rafraîchissant auquel nous nous sommes assujettis, doivent se réaliser de même sur toutes les personnes fatiguées par l'érétisme des nerfs, je hasarderai une conjecture générale sur les diètes de différens genres ou de diverses natures; c'est que tout aliment ou breuvage rafraîchissans demandent l'emploi le plus circonspect d'après la manière de vivre ordinaire, avec des préparations fermentées.

Supprimez celles-ci ; l'usage absolument unique et le plus inconcevable de substances froides, crues ou cuites, ne laissera pas soupçonner que les organes de la digestion soient susceptibles de foiblesse ou de douleur ; mais il faut en convenir : l'incompatibilité est presque absolue entre les *fermens* et les substances froides ; car de même que l'habitude des *fermens* réprouve l'usage accidentel des rafraîchissans, de même, et peut-être plus fortement encore, quand l'habitude des *fermens* est une fois perdue, il est impossible d'y retourner impunément. En vain ai-je récidivé les tentatives ; les effets que j'en ai toujours ressentis m'ont convaincu qu'il n'y a pas moyen d'insister.

Ceux pour qui les anciens usages sont des lois dont on ne peut pas s'écarter, opposeront à tout ce que j'avance, soit l'entretien de constitutions en apparence très-robustes, dû à un régime de sobriété soutenu par l'usage modéré du vin et même d'autres liqueurs fermentées, soit même des soulagemens et des cures opérés si subitement et si fréquemment par l'emploi de ces moyens, qu'on ne peut, diront-ils, révoquer en doute leur efficacité salutaire.

A cela je réponds que si les Hommes de l'art, après l'examen des raisons qui combattent cet usage, persistent à penser qu'on peut tirer encore un parti avantageux des préparations fermentées pour l'entretien de la santé et pour la guérison des maladies, leur opinion doit certainement prévaloir sur la mienne; mais jusqu'à leur décision nouvelle, voici ma réponse à tout ce qui a été pratiqué et regardé jusqu'à présent comme des succès :

S'il est vrai que l'abstention des *fermens* doive considérablement reculer le terme de la vie humaine, l'emploi de préparations fermentées n'aura jamais pu faire partie d'une diète ni de médicamens salubres. S'il a paru opérer des prodiges de guérison, ce n'aura jamais été que comme palliatif trompeur pour une douleur ou une crise urgentes.

Je vais affecter ici plus de capacité que je ne voudrois ; mais je rentrerai bientôt dans mon caractère.

La vertu du *ferment* ne peut être rangée que dans la classe des toniques qui échauffent, resserrent et fortifient les parties malades, foibles et souffrantes. Or, selon moi, d'après l'effet que doit avoir produit en nous le *ferment*, qui est presque la base de notre nourriture depuis un grand nombre de générations, tout symptôme de foiblesse et de relâchement n'est que local, apparent et trompeur. Il est impossible que la masse et les parties nobles ne soient pas agacées, irritées et enflammées considérablement. Telle ou telle partie d'un individu peut, à la vérité, n'avoir pas suivi d'un pas égal les progrès de la tension qu'aura éprouvée la masse. Peut-être cet état respectif de mollesse, de débilité ou de relâchement empêchera-t-il cette partie là de remplir ses fonctions naturelles; mais le vrai moyen de rétablir l'équilibre, ce ne seroit pas, à ce qu'il me semble, de roidir cette partie là, par un tonique ou par un *ferment* spécial et local, au degré de tension où tout le reste de la machine est monté. On fatigue et l'on dissout, ou l'on casse bientôt par là tous les ressorts.

Le seul moyen véritablement curatif, à mon avis, c'est, au contraire, de relâcher et de détendre la masse générale qui est trop exaltée, au degré de tension vraisemblablement déjà excessif de la partie souffrante, qui ne paroît relâchée que par rapport à la masse dont elle n'a pas pu suivre la tension abusive.

Le procédé mis ordinairement en usage dans ces cas là ne me paroît pas moins funeste que celui qui est généralement pratiqué pour se délasser de la fatigue. J'entreprendrois une dissertation expresse à ce sujet, si j'avois le moindre crédit en médecine. En ma qualité de Barbare, je n'y ferai ici qu'une observation très-courte.

On semble présumer que la fatigue est l'effet du relâchement ou d'une distension forcée dans tout le système nerveux, et l'on se hâte de recourir, en conséquence, comme à un spécifique merveilleux, sinon au vin, aux liqueurs et aux préparations fermentées, du moins aux restaurans les plus confortatifs, les plus propres à rétablir le ton et l'énergie qu'on suppose relâchés.

La fatigue n'est, au contraire, à mes yeux, produite que par l'érétisme et une tension forcée de tous les ressorts nerveux, dûs à la vérité, non pas à la crispation, mais à la dilatation, qui n'est pas pour cela cause de relâchement. Le moyen d'y porter remède, selon moi, c'est de prendre, en pareille circonstance, des alimens ou des potions de nature laxative, propres à diminuer l'excès de la tension.

Ma proposition révolte ; je ne me le dissimule pas; mais que conseille donc la Nature à l'homme et à l'animal fatigués?

Le repos et le sommeil.

Après le repos et le sommeil, je crois

qu'il est permis d'avancer qu'aucune fatigue n'est aussi forte qu'auparavant.

Je le demande : le repos et le sommeil ont-ils tendu de nouveau les nerfs ; ou, au contraire, les ont-ils relâchés et détendus ?

Si je suppose qu'ils les ont relâchés, en prenant des laxatifs, j'agis donc dans le même sens que la Nature. Si d'autres croient mieux faire, en marchant dans un autre sens, je n'ai plus rien à dire.

J'explique seulement dans mon sens l'effet en mieux qu'on s'imagine éprouver des restaurans après la fatigue, de même que des toniques dans le cas du relâchement que je suppose n'être jamais qu'apparent dans quelque partie du corps, qui n'aura pas suivi la progression de l'érétisme général.

La manière de me faire comprendre est triviale, mais c'est la plus sensible ; il faut que je m'en serve.

Ce sont des coups de fouet, à l'impression desquels est forcé d'obéir l'animal qui n'est pas tout-à-fait mort, mais qui ne le conduisent jamais au terme qu'il auroit atteint, si l'on avoit employé les moyens absolument opposés.

Qu'il me soit permis de terminer cette partie de mes Observations par l'exposé succinct de ma Théorie sur la cause de toutes nos maladies.

Je les attribue toutes au défaut de circulation du sang. Je crois la circulation contrariée par la diverse tension qu'éprouve le genre nerveux, suivant la nature et l'intensité du froid et de la chaleur par lesquels il est influencé.

Les épreuves auxquelles je me suis soumis m'ont fait sentir qu'une première qualité de froid et de chaud resserre et rapproche les particules nerveuses par la crispation.

Ce

Ce premier effet est produit également, ou par un froid vif, ou par l'approche d'un corps embrasé, ou par les espèces d'alimens et de boissons appelés toniques.

Dans cet état le sang ne circule pas, parceque les passages qui lui sont destinés sont devenus trop étroits.

Une température moyenne ou modérée entretient les nerfs dans les dimensions formées par la nature. La libre circulation du sang dans cet état est la cause de la santé; c'est la seconde qualité du froid et de la chaleur, dont la nourriture saine partage les propriétés.

Je n'affirmerai pas comment on explique dans les écoles l'effet de la troisième qualité de la chaleur; mais dans les cercles de la société on prétend que le genre nerveux est relâché ou détendu par cette troisième qualité de la chaleur, celle, par exemple, qui résulte d'une atmosphère très-chaude, la chaleur qui fait transpirer ou celle qui occasionne la lassitude.

C'est en ce point que je ne puis être d'accord avec l'opinion commune.

Selon moi, cette troisième espèce de chaleur ne relâche point du tout, ou au moins les conduits du sang n'en sont point élargis; et si l'on éprouve du mal-aise dans cet état, c'est encore parceque le sang ne circule pas librement. Ce qui arrête sa marche dans ce cas là, ce n'est pas, à la vérité, la crispation, mais l'extension, la dilatation et le gonflement dans toutes les dimensions, tant intérieures qu'extérieures de tout le genre nerveux et des veines mêmes dans lesquelles le sang est contenu et comprimé. Le moyen d'y remédier est encore, selon moi, de relâcher dans ces cas là.

Mais finissons la partie dogmatique,

car au lieu de m'en tenir, ainsi que je l'avois annoncé, à la simple exposition d'une expérience, et à la proposition de quelques doutes, j'empiète sur un ton de discussion téméraire peut-être de la part d'un homme qui fait profession d'impéritie en chimie et en médecine. Les idées qui suivent sont d'un autre ordre, que je ne me suis pas interdit; elles tiennent un peu de l'esprit philosophique. Dans cette matière, comme dans toute autre, les opinions ne sont point uniformes; mais ce que j'ai à dire sera pour les uns une expression littérale, et pour les autres un emblème de la vérité. Je cherche à me faire comprendre de tous.

J'ai dit quelque part que la vapeur qui s'exhale de toute substance en fermentation, est un avis salutaire qu'un Etre protecteur des hommes avoit comme placé en sentinelle pour en empêcher les approches.

Toute substance chauffée à un degré excessif est inabordable. Et malgré l'habitude que nous nous sommes faite de ce qui est rafraîchi à la glace, l'impression naturelle est à peu près la même pour nous en éloigner. C'est à mes yeux une manière énergique de nous faire connoître que le danger ou l'inconvénient qui résultent de l'introduction dans le corps de substances brûlantes ou à la glace, sont proportionnés au degré de leur accessibilité.

Je crois encore que les végétaux et les chairs d'animaux sont plus ou moins salubres, selon qu'ils sont ou indigènes ou exotiques. J'aime à rendre grâces de cette attention bienveillante à l'Auteur de la Nature, dans lequel ces observations me disposent à admirer également la puissance et la bonté.

C'est de ces deux attributs d'un Etre suprême que je veux tirer des inductions favorables à mon système.

Si mes idées sont justes, sans doute l'homme n'étoit pas destiné à souffrir autant qu'il y est accoutumé; mais je n'oserois affirmer que sa nature fût d'être absolument exempt de douleurs.

Honneurs soient rendus à l'art de la Médecine dans la personne de ces véritables scrutateurs de la nature, qui consacrent leurs veilles à des études effrayantes par leur immensité ! Jamais je ne nierai les secours que l'humanité souffrante reçoit de leurs soins ; mais si le Créateur a permis que nous fussions sujets à des infirmités, cet Etre tout-puissant et bon par excellence, a dû avoir à sa disposition et placer à notre portée des moyens simples et faciles de guérison : la simplicité et la facilité sont les caractères auxquels je reconnois l'exercice de la puissance et de la bonté.

Or, la simple présence d'un médecin, et surtout d'un médecin instruit, n'est déjà pas ce que j'appelle un moyen facile de guérison ; car quelque zèle que nous supposions aux Gens de l'art vraiment éclairés, il est impossible qu'ils se multiplient partout où il existe des hommes; et partout où des hommes naissent, je ne crois pas que leur Créateur les abandonne dans leurs infirmités. Je crois que partout il a placé près d'eux des moyens de guérison.

Combien cette douce idée ne répugne-t-elle pas davantage aux moyens de guérison employés par la médecine !

Je n'entends parler, ni contre les Médecins, ni contre les Pharmaciens, des facultés pécuniaires que suppose le recours à leurs soins : leurs sentimens personnels d'abord, et ensuite l'avantage de vivre sous des Gouvernemens bienfaisans, ne permettent pas cette objection comme sérieuse, quoique je ne croye pas que les vues et les volontés du Grand Etre y fussent subordonnées; mais il n'existe pas dans une officine de pharmacie un breuvage d'une composition simple, comme il doit y en avoir, pour que la puissance du Créateur ne soit pas en défaut. Il ne s'y trouve pas un atome qui n'indispose quelqu'un de nos sens, de nos sens créés tous uniquement pour le plaisir, et que révolte, au point de les rendre malades, l'idée seule de la contradiction ; ce qui répugne à des moyens qui seroient offerts par un Créateur bon.

Si dans ces laboratoires il se prépare quelque combinaison qui paroisse guérir, ce n'est qu'après des commotions violentes, après des crises qui soulèvent et déchirent le cœur et les entrailles, en un mot, après nous avoir inoculé, au moins momentanément, quelque mal dont le germe n'existoit même pas.

C'est sans fiel assurément que je m'exprime ainsi ; mais la vérité m'arrache le cri que ni les médecins, ni les moyens employés par eux, ne sont simples et faciles, quoique je ne puisse reconnoître qu'à ces traits l'accomplissement de la volonté d'un Etre bon et puissant par excellence, et la mission donnée par lui.

Seroit-il possible de méconnoître la simplicité et la facilité des moyens dans le traitement que je propose de substituer à tout l'attirail pharmaceutique ?

Je n'y admets d'autre résultat chimique que le grand œuvre soufflé par l'haleine de la Nature, sans autre alembic que la saison qui amène la maturité de chaque espèce de fruits et d'herbes potagères, dans un verger abondamment pourvu et cultivé avec soin. J'y verrai avec plaisir toutes les productions végétales admises avec honneur sur nos tables les plus recherchées, pourvu qu'elles appartiennent au genre rafraîchissant ou émollient ; mais j'y distinguerai, par une prédilection particulière, la famille des Cucurbitacées.

De quelque manière que ceux-ci servent à notre nourriture ou à notre traitement, soit crus, soit cuits, pourvu qu'ils ne soient associés qu'avec leurs homogènes, l'amalgame s'en élabore avec notre substance, de la manière la plus douce et la plus heureuse.

Il est possible que pour un palais desséché, brûlé, calciné par une diète irritante, leurs houppes fraîches et délicates n'offrent pas, à la première dégustation, cette pointe par laquelle a besoin d'être stimulé un appétit blasé. Mais quand l'expérience aura démontré que, malgré l'apparente insipidité des amis que je recommande, quelque quantité qu'on en dévore, jamais les organes de la digestion n'en sont affectés du moindre sujet de repentir; je crois non-seulement que les premières préventions céderont facilement en faveur de la salubrité de ces comestibles, mais encore que l'imagination ajoutera, s'il est possible, aux charmes réels de la saveur la plus succulente qui est de leur essence.

Voilà pourtant ce que j'ai de plus odieux à proposer dans le traitement que je crois utile de substituer à l'ancien. L'usage n'y dispose pas ; mais pourroit-on opposer de bonne foi qu'aucun des sens y apportât naturellement la moindre répugnance comparable avec celle qu'inspire le plus doux spécifique pharmaceutique ?

L'état de maladie une fois avéré et supposé détruit, je crois que des hommes instruits pourroient fulminer des oracles de santé, de longévité et de bonheur, pour ainsi dire, inaltérables et presque sans bornes. Il me semble au moins qu'on établiroit aisément ces jouissances nouvelles et l'évaluation de leur durée sur les degrés de pureté des élémens qui servent à l'entretien de notre organisation. J'entends par là que si nous parvenions à ne boire et à ne manger que des substances incorruptibles, notre existence n'auroit plus d'autre terme que celui où la contiendroit le germe de corruption et de mort toujours inhérent à notre nature, mais qui a plus ou moins d'aptitude à se développer, qui depuis long-temps cède à des impulsions accélératrices, mais qui ne seroit pas moins docile au frein, si nous lui en opposions.

Nos infirmités et nos misères ne sont, à mon avis, si multipliées et si hâtives, que parceque la corruption sourde de la plupart de nos breuvages et de nos alimens trouve dans nos organes finalement réservés au même état, une analogie qui fomente son activité. Si l'on veut bien se prêter à cette expression, c'est une rencontre heureuse de deux substances amies, ou d'élémens de corruption homogènes qui se favorisent mutuellement; au lieu que des élémens d'entretien, d'entretien, d'une nature en ce point opposée à celle des organes, entraveroient, autant qu'il dépend de nous, la fatale rapidité produite par leur sympathie et leur accord détestables.

Il ne faut pas croire que des idées si flatteuses ne dérivent absolument que d'un vertige philosophique. Un homme dont les productions ne sont pas des monstres enfans du délire, l'infortuné Condorcet, permet au Genre Humain des espérances bien plus ambitieuses, ou seulement plus hardies, dans son livre intitulé : *Esquisse d'un tableau historique des progrès de l'esprit humain.*

Mais, en attendant que ces espérances se réalisent, si de médicamens et d'un régime, dont ma Théorie seroit la base, doit surgir pour notre génération une espèce d'organisation renouvelée, qui nous rende témoins des merveilles à naître pendant plusieurs siècles, et que notre âme se trouve en même temps préservée des infirmités qui accablent le Genre Humain, depuis la succession des âges dont l'existence nous est connue, embrassons étroitement la Nature, et ne nous en séparons plus.

FIN.

www.ingramcontent.com/pod-product-compliance
Ingram Content Group UK Ltd.
Pitfield, Milton Keynes, MK11 3LW, UK
UKHW021103260726
13994UKWH00002B/688

9 782329 396309